骨髓瘤标准数据集

（2021 版）

组织编写　中国医学科学院血液病医院（中国医学科学院血液学研究所）
国家血液系统疾病临床医学研究中心
实验血液学国家重点实验室
中国血液病专科联盟

技术支持　医渡云（北京）技术有限公司

人民卫生出版社
·北　京·

图书在版编目（CIP）数据

骨髓瘤标准数据集：2021 版 / 中国医学科学院血液病医院等组织编写 . —北京：人民卫生出版社，2021.5

ISBN 978-7-117-31469-5

Ⅰ. ①骨…　Ⅱ. ①中…　Ⅲ. ①多发性骨髓瘤 — 标准 — 数据集 — 中国　Ⅳ. ①R733.3-65

中国版本图书馆 CIP 数据核字（2021）第 073924 号

骨髓瘤标准数据集（2021 版）

Gusuiliu Biaozhun Shujuji (2021 Ban)

组织编写：中国医学科学院血液病医院
（中国医学科学院血液学研究所）
国家血液系统疾病临床医学研究中心
实验血液学国家重点实验室
中国血液病专科联盟
出版发行：人民卫生出版社（中继线 010-59780011）
地　　址：北京市朝阳区潘家园南里 19 号
邮　　编：100021
E - mail：pmph @ pmph.com
购书热线：010-59787592　010-59787584　010-65264830
印　　刷：北京顶佳世纪印刷有限公司
经　　销：新华书店
开　　本：787 × 1092　1/16　　印张：4
字　　数：78 千字
版　　次：2021 年 5 月第 1 版
印　　次：2021 年 5 月第 1 次印刷
标准书号：ISBN 978-7-117-31469-5
定　　价：36.00 元

主　编

邱录贵

副主编（按姓氏汉语拼音排序）

安　刚　蔡　真　王　欣

编　委（按姓氏汉语拼音排序）

安　刚　蔡　真　陈丽娟　邓书会　房佰俊　冯　茹　付　蓉　贡铁军　靳凤艳　李　菲　李春蕊　李振宇　马艳萍　邱录贵　王　伟　王　欣　王鲁群　夏忠军　徐　燕　杨　威　张　丽　钟立业

致谢中国医学科学院血液病医院（中国医学科学院血液学研究所）和医渡云（北京）技术有限公司以下工作组成员对数据集提供的专业和技术支持（按姓氏汉语拼音排序）

杜梦玲　樊慧守　韩冠平　姜　铮　梁　轩　林　琳　刘佳慧　刘水清　卢聪慧　满　贞　尹志群　张　茗　张　实　朱博威

前言

多发性骨髓瘤(multiple myeloma,MM)是骨髓中终末分化浆细胞恶性增殖的一类血液系统恶性肿瘤,发病率约占血液系统肿瘤的 10%。近年来随着我国人口老龄化和医师诊疗水平不断提高,MM 发病率呈逐年增高状态,且有发病年龄年轻化的趋势,给社会和患者带来严重的负担。MM 的主要临床表现为贫血、肾功能损害、溶骨性损伤、高钙血症及反复感染等,严重影响患者生活质量[1]。随着靶向治疗时代的到来,MM 患者的预后得到了很大改善,但目前 MM 仍不可治愈,疾病最终会复发进展。因此进一步总结和挖掘临床资料,从而发现 MM 发病和对治疗反应的规律、提高 MM 患者的生存率,仍任重道远。随着信息技术的飞速发展,医学大数据技术通过强大的信息整合和数据挖掘能力,可以从真实世界数据中探索潜在的临床规律,并已经在许多疾病的诊断和治疗中发挥了重要作用。目前,国外已有美国国立癌症研究所 SEER 多瘤病种数据库[2]、美国 TCGA 癌症基因信息数据库[3]、欧洲 ACCENT 结直肠癌数据中心[4]、欧洲血液和骨髓移植协会(EBMT)注册数据库[5]等全球性的肿瘤大数据中心,这些医学大数据平台帮助医生归纳临床经验、发现疾病发生发展的规律,从而达到提升诊治水平、实施精准治疗的目的。但在国内,尚缺乏可供检索的全国性的肿瘤学科单一病种的大数据中心。

研究者在开展真实世界的大数据研究的过程中,面临诸多困难和挑战。医疗数据散落在医疗机构内部的各个信息系统中,数据可及性和质量堪忧[6],在应用过程中存在查找困难、人工录入过程繁琐和错误率高等诸多问题,且不同医疗机构使用的医疗信息系统供应商不同,所使用的数据结构和标准尚待统一。因此不同医疗机构之间难以实现真正有效的数据共享和共用,形成了一个个事实上的“信息孤岛”,导致这些宝贵的医学资料无法有效地整合利用,从而无法发挥其潜在的医疗价值。

在医学标准术语体系方面,虽然我国近年来已采用了国际疾病分类标准编码(ICD-10)及手术与操作编码(ICD-9-CM),但这两大术语体系还不足以覆盖医疗记录中所有临床信息。目前国际上较为广泛采用的医学系统命名法 - 临床术语(Systematized Nomenclature of Medicine Clinical Terms,SNOMED CT)[7]、统一医学语言系统(Unified Medical Language System,

UMLS)[8]以及医学语言、百科全书与术语命名通用架构(General Architecture for Languages, Enclopedias and Nomenclatures in Medicine; GALEN)等在中国并未被使用。在医疗大数据应用和真实世界研究飞速发展的今天，建立规范统一的标准术语体系、打破大数据应用障碍壁垒的任务迫在眉睫。

2017 年，中国医学科学院血液病医院(中国医学科学院血液学研究所)牵头成立了“中国血液病专科联盟”。联盟自成立以来，对于规范和创新我国血液病诊疗模式，促进医疗资源均衡化发展，提升我国血液学的国际影响力起着重要的推动作用。2019 年，中国医学科学院血液病医院(中国医学科学院血液学研究所)获批国家血液系统疾病临床医学研究中心。我们依托于中国血液病专科联盟、国家血液系统疾病临床医学研究中心，建设规范化、标准化、规模化的血液病大数据中心，可以进一步提升我国血液病临床研究的能力，加速成果转化。通过云数据平台标准建设流程，可以将分散于不同医院、不同信息系统中的临床信息通过数据采集、清洗、重构、存储、整合、挖掘等步骤集成云端的数据中心。进而利用自然语言处理技术、结构化、归一和患者主索引(EMPI)构建等先进的机器学习和人工智能技术，对 MM 等血液系统肿瘤疾病的医疗数据进行规范集成、深度挖掘、综合利用，利用真实世界数据反哺进一步促进学科发展。

此次由中国医学科学院血液病医院(中国医学科学院血液学研究所)联合医渡云(北京)技术有限公司，依托中国血液病专科联盟和国家血液系统疾病临床医学研究中心，纳入多家医院首批参与共同创建联盟专家委员会。并基于 MM 相关术语规范、相关指南文献及专家共识等建立基于中国的骨髓瘤标准数据集，共同构建及推进我国 MM 诊疗规范，为后续开展多项真实世界多中心研究打下坚实基础。

邱录贵

2019 年 4 月

目录

数据集说明

骨髓瘤标准数据模块参考国家电子病历及信息化行业标准，以及最新骨髓瘤领域诊疗指南，与中国医学科学院血液病医院专家共建而成。全数据集共集成 14 个标准模块，576 个数据元。数据集由模块名称、参考标准、模块序号、数据元名称、值域、数据加工类型组成。其中：

数据元： 每个模块下面包含详细的字段。如"人口学信息中"数据模块包含姓名、性别、初诊年龄、民族等多个字段。

参考标准： 主要参考国际国内术语标准如 ICD 10、ATC LONIC 等，电子病历规范（HL7 CDA）以及国际及国内疾病标准指南（NCCN 等）[5,9-21]。

值域： 参考主要指南标准及兼顾骨髓瘤专家实用性出发的值域作为主要的归一标准。

数据加工： 根据数据来源及数据上层加工处理，数据加工主要分三类：①分别直接映射存储规范的数据，如检验数据。②需要通过结构化和归一算法，将大段自然语言处理为标准字段和阈值，并可进行统计分析。③同一个患者需要根据多份病历或多次结果，多系统来源结果及有时间逻辑的进行多种形式的关联和复杂逻辑计算，如确诊时外周白细胞数来源于电子病历系统及外周血细胞检查系统之间复杂逻辑的判断。数据加工根据每个场地数据源情况改变，如一些表单已存在前结构化表单，后续数据加工方法则更改为直接映射。

1. 数据集更新机制

骨髓瘤疾病数据中心定期根据指南标准，结合实际数据来源，数据填充率及值域范围进行数据集模块及数据集的定期更新。更新包括更新时间、更新版本、修订内容及修订原因。相关标准数据集及更新版本发布于骨髓瘤疾病数据中心及参与大数据中心各成员骨髓瘤专病库。

2. 数据集及标准模板使用权限（版权）

1. 患者人口学信息

模块名称	参考标准
1. 患者人口学信息	国家卫生行业标准 WS445.10-2014 电子病历住院病案首页[9] EBMT Registry data collection forms[5]

序号	数据元名称	值域 / 数据类型	数据加工类型
1.1	本人姓名	文本	映射
1.2	性别	男性,女性	映射
1.3	民族	中国各民族名称	映射
1.4	国籍	国籍名称	映射
1.5	出生日期	YYYY-MM-DD	映射
1.6	职业类别	职业分类与代码	映射
1.7	本人电话	文本	映射
1.8	籍贯省(区,市)	中国行政区划省市名称	映射
1.9	籍贯市	文本	映射
1.10	ABO 血型	A,B,AB,O,未查	映射

续表

序号	数据元名称	值域 / 数据类型	数据加工类型
1.11	Rh 血型	阳性,阴性,未查	映射
1.12	病案号码	文本	映射
1.13	是否死亡	是,否,未知	映射
1.14	死亡时间	YYYY-MM-DD	映射
1.15	住院号	文本	映射
1.16	门诊编号	文本	映射
1.17	婚姻状况	未婚,已婚,离异,丧偶,其他	映射
1.18	身份证号	文本	映射
1.19	出生地	文本	映射
1.20	户口地址	文本	映射
1.21	现住址	文本	映射
1.22	现住址邮编	文本	映射
1.23	工作单位	文本	映射
1.24	工作单位地址	文本	映射
1.25	工作单位电话	文本	映射
1.26	工作单位邮编	文本	映射
1.27	联系人姓名	文本	映射
1.28	联系人关系	文本	映射
1.29	联系人地址	文本	映射
1.30	联系人电话	文本	映射

续表

序号	数据元名称	值域 / 数据类型	数据加工类型
1.31	健康卡号	文本	映射
1.32	医疗付费方式	城镇职工基本医疗保险, 城镇居民基本医疗保险, 新型农村合作医疗, 贫困救助, 商业医疗保险, 全公费, 全自费, 其他社会保险, 其他	映射

2. 诊疗概览

模块名称	参考标准
2. 诊疗概览	WHO classification of tumours of haematopoieticand lymphoid tissues [10] 中国多发性骨髓瘤诊治指南(2020 年版) [11] NCCN Clinical Practice Guidelines in Oncology: Multiple Myeloma (Version 4.2020) [12]

序号	子模块	数据元名称	值域 / 数据类型	数据加工类型
2.1	诊断概览	首次确诊日期	YYYY-MM-DD	逻辑计算
2.2	诊断概览	首次确诊年龄(岁)	数值	逻辑计算
2.3	诊断概览	首诊 WHO 分类	WHO 骨髓瘤分型	逻辑计算
2.4	诊断概览	首诊 DS 分期	Ⅰ期 A, Ⅰ期 B, Ⅱ期 A, Ⅱ期 B, Ⅲ期 A, Ⅲ期 B	逻辑计算
2.5	诊断概览	首诊轻链分型	κ, λ	逻辑计算
2.6	诊断概览	首诊免疫球蛋白分型	IgG 型, IgD 型, IgA 型, IgE 型, IgM 型, 轻链型, 双克隆型, 不分泌型	逻辑计算
2.7	诊断概览	首诊 R-ISS 分期	Ⅰ期, Ⅱ期, Ⅲ期	逻辑计算
2.8	诊断概览	首诊 ISS 分期	Ⅰ期, Ⅱ期, Ⅲ期	逻辑计算

续表

序号	子模块	数据元名称	值域 / 数据类型	数据加工类型
2.9	治疗概览	首次缓解时间	YYYY-MM-DD	逻辑计算
2.10	治疗概览	首次获得 PR 时间(d)	数值	逻辑计算
2.11	治疗概览	首次获得 PR 疗程数	数值	逻辑计算
2.12	治疗概览	是否获得完全缓解	是,否	逻辑计算
2.13	治疗概览	首次疾病进展时间	YYYY-MM-DD	逻辑计算
2.14	治疗概览	首次复发时间	YYYY-MM-DD	逻辑计算
2.15	治疗概览	首次造血干细胞移植时间	YYYY-MM-DD	逻辑计算
2.16	治疗概览	首次造血干细胞移植是否植活	是,否	逻辑计算

3. 就诊信息

模块名称	参考标准
3. 就诊信息	国家卫生行业标准 WS445.10-2014 电子病历住院病案首页[9]

序号	数据元名称	值域 / 数据类型	数据加工类型
3.1	就诊类型	门诊,急诊,住院	映射
3.2	就诊 / 入院日期	YYYY-MM-DD	映射
3.3	就诊 / 入院科室	文本	映射
3.4	入院途径	门诊,急诊,其他医疗机构转入,其他	映射
3.5	就诊年龄(岁)	数值	逻辑计算
3.6	主要诊断	文本	映射
3.7	主要诊断 ICD-10 名称	文本	映射
3.8	主要诊断 ICD-10 编码	文本	映射
3.9	出院日期	YYYY-MM-DD	映射
3.10	出院科室	文本	映射

续表

序号	数据元名称	值域 / 数据类型	数据加工类型
3.11	离院方式	医嘱离院，医嘱转院，医嘱转社区 / 乡镇卫生院，非医嘱离院，死亡，其他	映射
3.12	住院天数（次）	数值	映射
3.13	是否参与临床试验	是，否	映射
3.14	临床试验项目名称	文本	映射
3.15	临床试验项目编号	文本	映射
3.16	入组时间	YYYY-MM-DD	映射
3.17	出组时间	YYYY-MM-DD	映射

4. 一诉五史

模块名称	参考标准
4. 一诉五史	国家卫生行业标准 WS445.10-2014 电子病历入院记录[13] 病历书写规范 2010 版[13] 中国多发性骨髓瘤诊治指南（2020 年版）[11] NCCN Clinical Practice Guidelines in Oncology：Multiple Myeloma（Version 4.2020）[12]

序号	子模块	数据元名称	值域 / 数据类型	数据加工类型
4.1	主诉	入院日期	YYYY-MM-DD	映射
4.2	主诉	主诉	文本	映射
4.3	主诉	主诉信息 . 阳性症状体征	文本	结构化 + 归一
4.4	主诉	主诉信息 . 病程	相对时间	结构化 + 归一
4.5	现病史	入院日期	YYYY-MM-DD	映射
4.6	现病史	现病史	文本	映射
4.7	现病史	首次发病时间	YYYY-MM-DD	逻辑计算
4.8	现病史	首发临床表现	文本	逻辑计算

续表

序号	子模块	数据元名称	值域 / 数据类型	数据加工类型
4.9	现病史	首发病程	相对时间	逻辑计算
4.10	现病史	阳性症状	文本	结构化 + 归一
4.11	现病史	阴性症状	文本	结构化 + 归一
4.12	现病史	体重改变数值(kg)	数值	结构化
4.13	现病史	体重改变性质	增加,减少,不变	结构化 + 归一
4.14	现病史	是否骨痛	是,否	结构化
4.15	现病史	是否背痛	是,否	结构化
4.16	现病史	是否胸痛	是,否	结构化
4.17	现病史	是否乏力	是,否	结构化
4.18	现病史	是否面色苍白	是,否	结构化
4.19	现病史	是否活动后心肌梗死	是,否	结构化
4.20	现病史	是否发热	是,否	结构化
4.21	现病史	是否尿中泡沫增多	是,否	结构化
4.22	现病史	是否水肿	是,否	结构化
4.23	现病史	是否有神经炎	是,否	结构化
4.24	现病史	是否有尿量减少	是,否	结构化
4.25	现病史	是否有咳嗽	是,否	结构化
4.26	现病史	是否咳痰	是,否	结构化
4.27	现病史	是否出血	是,否	结构化
4.28	现病史	是否有瘀斑	是,否	结构化
4.29	现病史	是否活动能力下降	是,否	结构化
4.30	现病史	是否血尿	是,否	结构化

续表

序号	子模块	数据元名称	值域 / 数据类型	数据加工类型
4.31	既往史	入院日期	YYYY-MM-DD	映射
4.32	既往史	既往史	文本	映射
4.33	既往史	是否有手术史	是，否	结构化
4.34	既往史	是否有传染病史	是，否	结构化
4.35	既往史	既往传染病名称	文本	结构化 + 归一
4.36	既往史	是否有过敏史	是，否	结构化
4.37	既往史	过敏原名称	文本	结构化 + 归一
4.38	既往史	是否有输血史	是，否	结构化
4.39	既往史	是否有外伤史	是，否	结构化
4.40	既往史	是否有高血压	是，否	结构化
4.41	既往史	是否有糖尿病	是，否	结构化
4.42	既往史	是否有冠心病	是，否	结构化
4.43	既往史	是否有肝炎	是，否	结构化
4.44	既往史	是否有结核	是，否	结构化
4.45	既往史	既往疾病名称	文本	结构化 + 归一
4.46	既往史	是否有血液病史	是，否	结构化
4.47	既往史	血液病名称	文本	结构化 + 归一
4.48	既往史	是否心功能不全	是，否	结构化
4.49	既往史	是否肝功能不全	是，否	结构化
4.50	既往史	是否肾功能不全	是，否	结构化

续表

序号	子模块	数据元名称	值域 / 数据类型	数据加工类型
4.51	既往史	是否有放疗史	是，否	结构化
4.52	既往史	是否有化疗史	是，否	结构化
4.53	个人史	入院日期	YYYY-MM-DD	映射
4.54	个人史	个人史	文本	映射
4.55	个人史	是否有毒物接触史	是，否	结构化
4.56	个人史	是否有疫区接触史	是，否	结构化
4.57	个人史	是否有放射性物质接触史	是，否	结构化
4.58	个人史	是否有化学毒物接触史	是，否	结构化
4.59	个人史	是否吸烟	是，否	结构化
4.60	个人史	日吸烟量（支 /d）	数值	结构化
4.61	个人史	烟龄（年）	数值	结构化
4.62	个人史	是否戒烟	是，否	结构化
4.63	个人史	戒烟年数（年）	数值	结构化
4.64	个人史	是否饮酒	是，否	结构化
4.65	个人史	日饮酒量（g/d）	数值	结构化
4.66	个人史	酒龄（年）	数值	结构化
4.67	个人史	是否戒酒	是，否	结构化
4.68	个人史	戒酒年数（年）	数值	结构化
4.69	家族史	入院日期	YYYY-MM-DD	映射
4.70	家族史	家族史	文本	映射
4.71	家族史	是否有疾病家族史	是，否	结构化
4.72	家族史	疾病家族史信息 . 疾病名称	文本	结构化 + 归一

续表

序号	子模块	数据元名称	值域 / 数据类型	数据加工类型
4.73	家族史	疾病家族史信息 . 亲属关系	文本	结构化 + 归一
4.74	家族史	是否有血液病家族史	是,否	结构化
4.75	家族史	血液病家族史 . 疾病名称	文本	结构化 + 归一
4.76	家族史	血液病家族史 . 患病年龄(岁)	数值	结构化
4.77	家族史	血液病家族史 . 亲属关系	文本	结构化 + 归一
4.78	家族史	是否有遗传病家族史	是,否	结构化
4.79	家族史	遗传病家族史 . 疾病名称	文本	结构化 + 归一
4.80	家族史	遗传病家族史 . 患病年龄(岁)	数值	结构化
4.81	家族史	遗传病家族史 . 亲属关系	文本	结构化 + 归一
4.82	月经婚育史	入院日期	YYYY-MM-DD	映射
4.83	月经婚育史	月经初潮年龄(岁)	数值	结构化
4.84	月经婚育史	经期最长天数(d)	数值	结构化
4.85	月经婚育史	经期最短天数(d)	数值	结构化
4.86	月经婚育史	是否痛经	是,否	结构化
4.87	月经婚育史	月经是否规律	是,否	结构化
4.88	月经婚育史	末次月经日期	YYYY-MM-DD	结构化
4.89	月经婚育史	是否绝经	是,否	结构化
4.90	月经婚育史	绝经年龄(岁)	数值	结构化
4.91	月经婚育史	流产次数(次)	数值	结构化
4.92	月经婚育史	生育个数(个)	数值	结构化
4.93	月经婚育史	活胎次数(次)	数值	结构化
4.94	月经婚育史	怀孕次数(次)	数值	结构化

5. 体格检查

模块名称	参考标准
5. 体格检查	国家卫生行业标准 WS445.10-2014 电子病历入院记录[13] 病历书写规范 2010 版[13] 中国多发性骨髓瘤诊治指南(2020 年版)[11] NCCN Clinical Practice Guidelines in Oncology：Multiple Myeloma(Version 4.2020)[12] ECOG/KPS Scoring[14]

序号	子模块	数据元名称	值域 / 数据类型	数据加工类型
5.1	体格检查	检查日期	YYYY-MM-DD	映射
5.2	体格检查	体格检查	文本	映射
5.3	体格检查	入院体温(℃)	数值	结构化
5.4	体格检查	入院收缩压(mmHg)	数值	结构化
5.5	体格检查	入院舒张压(mmHg)	数值	结构化
5.6	体格检查	入院脉压(mmHg)	数值	结构化

续表

序号	子模块	数据元名称	值域 / 数据类型	数据加工类型
5.7	体格检查	入院呼吸频率（次 /min）	数值	结构化
5.8	体格检查	入院脉率（次 /min）	数值	结构化
5.9	体格检查	入院心率（次 /min）	数值	结构化
5.10	体格检查	入院身高（cm）	数值	结构化
5.11	体格检查	入院体重（kg）	数值	结构化
5.12	体格检查	入院体重指数（BMI）（kg/m^2）	数值	逻辑计算
5.13	体格检查	入院体表面积（BSA）（m^2）	数值	逻辑计算
5.14	体格检查	是否淋巴结肿大	是，否	结构化
5.15	体格检查	是否皮肤黏膜苍白	是，否	结构化
5.16	体格检查	是否脾大	是，否	结构化
5.17	体格检查	是否肝大	是，否	结构化
5.18	体格检查	淋巴结肿大部位	文本	结构化 + 归一
5.19	体格检查	是否有淋巴结压痛	是，否	结构化
5.20	体格检查	淋巴结压痛部位	文本	结构化 + 归一
5.21	体格检查	淋巴结边界	文本	结构化 + 归一
5.22	体格检查	淋巴结活动度	文本	结构化 + 归一
5.23	体格检查	淋巴结硬度	文本	结构化 + 归一
5.24	体格检查	苍白部位	文本	结构化 + 归一
5.25	体能评分	入院日期	YYYY-MM-DD	映射
5.26	体能评分	ECOG 评分	数值	结构化 + 归一

续表

序号	子模块	数据元名称	值域 / 数据类型	数据加工类型
5.27	体能评分	KPS 评分	数值	结构化 + 归一
5.28	专科检查	检查日期	YYYY-MM-DD	映射
5.29	专科检查	专科检查	文本	映射
5.30	专科检查	是否有胸骨压痛	是，否	结构化
5.31	专科检查	是否有皮肤黏膜出血征	是，否	结构化
5.32	专科检查	是否有皮疹	是，否	结构化
5.33	专科检查	是否有贫血貌	是，否	结构化
5.34	专科检查	是否有巩膜黄染	是，否	结构化
5.35	专科检查	是否有皮肤黄染	是，否	结构化
5.36	专科检查	是否有水肿	是，否	结构化
5.37	专科检查	水肿部位	文本	结构化 + 归一
5.38	专科检查	是否有压痛	是，否	结构化
5.39	专科检查	压痛部位	文本	结构化 + 归一
5.40	专科检查	是否有叩击痛	是，否	结构化
5.41	专科检查	叩击痛部位	文本	结构化 + 归一
5.42	专科检查	是否有巨舌	是，否	结构化
5.43	专科检查	是否牙龈肿胀	是，否	结构化
5.44	专科检查	是否口腔溃疡	是，否	结构化
5.45	专科检查	是否视网膜出血 / 血管扩张	是，否	结构化
5.46	专科检查	是否视网膜渗出 / 结节	是，否	结构化

续表

序号	子模块	数据元名称	值域 / 数据类型	数据加工类型
5.47	专科检查	是否有腹部肿块	是，否	结构化
5.48	专科检查	是否有睾丸肿大	是，否	结构化
5.49	专科检查	是否浸润	是，否	结构化
5.50	专科检查	浸润部位	是，否	结构化 + 归一
5.51	生命体征	检查日期	YYYY-MM-DD	映射
5.52	生命体征	体温（℃）	数值	映射
5.53	生命体征	收缩压（mmHg）	数值	映射
5.54	生命体征	舒张压（mmHg）	数值	映射
5.55	生命体征	脉压（mmHg）	数值	映射
5.56	生命体征	呼吸频率（次 /min）	数值	映射
5.57	生命体征	脉率（次 /min）	数值	映射
5.58	生命体征	心率（次 /min）	数值	映射
5.59	生命体征	血氧饱和度（%）	数值	映射
5.60	生命体征	身高（cm）	数值	映射
5.61	生命体征	体重（kg）	数值	映射
5.62	生命体征	体重指数（BMI）（kg/m^2）	数值	逻辑计算
5.63	生命体征	体表面积（BSA）（m^2）	数值	逻辑计算

6. 诊断

模块名称	参考标准
6. 诊断	WHO classification of tumours of haematopoietic and lymphoid tissues[10] 中国多发性骨髓瘤诊治指南(2020年版)[11] NCCN Clinical Practice Guidelines in Oncology: Multiple Myeloma (Version 4.2020)[12]

序号	子模块	数据元名称	值域 / 数据类型	数据加工类型
6.1	全部诊断	诊断时间	YYYY-MM-DD	映射
6.2	全部诊断	诊断名称	文本	映射
6.3	全部诊断	ICD-10 诊断名称	文本	映射
6.4	全部诊断	ICD-10 诊断编码	文本	映射
6.5	全部诊断	诊断顺位	数值	映射
6.6	全部诊断	诊断来源	门诊,急诊,入院,出院	映射
6.7	骨髓瘤诊断	诊断时间	YYYY-MM-DD	映射
6.8	骨髓瘤诊断	诊断名称	文本	映射

续表

序号	子模块	数据元名称	值域 / 数据类型	数据加工类型
6.9	骨髓瘤诊断	ICD-10 诊断名称	文本	映射
6.10	骨髓瘤诊断	ICD-10 诊断编码	文本	映射
6.11	骨髓瘤诊断	诊断来源	门诊，急诊，入院，出院	映射
6.12	骨髓瘤诊断	DS 分期	Ⅰ期 A，Ⅰ期 B，Ⅱ期 A，Ⅱ期 B，Ⅲ期 A，Ⅲ期 B	结构化 + 归一
6.13	骨髓瘤诊断	轻链分型	κ，λ	结构化 + 归一
6.14	骨髓瘤诊断	免疫球蛋白分型	IgG 型，IgD 型，IgA 型，IgE 型，IgM 型，轻链型，双克隆型，不分泌型	结构化 + 归一
6.15	骨髓瘤诊断	R-ISS 分期	Ⅰ期，Ⅱ期，Ⅲ期	结构化
6.16	骨髓瘤诊断	ISS 分期	Ⅰ期，Ⅱ期，Ⅲ期	结构化 + 归一

7. 形态学检查

模块名称	参考标准
7. 形态学检查	中国多发性骨髓瘤诊治指南(2020 年版)[11] NCCN Clinical Practice Guidelines in Oncology:Multiple Myeloma(Version 4.2020)[12]

序号	子模块	数据元名称	值域 / 数据类型	数据加工类型
7.1	既往细胞形态学	检查日期	YYYY-MM-DD	结构化
7.2	既往细胞形态学	标本类型	外周血,骨髓	结构化 + 归一
7.3	既往细胞形态学	浆细胞比例(%)	数值	结构化
7.4	既往细胞形态学	原始浆细胞比例(%)	数值	结构化
7.5	既往细胞形态学	幼稚浆细胞比例(%)	数值	结构化
7.6	既往细胞形态学	成熟浆细胞比例(%)	数值	结构化
7.7	既往细胞形态学	骨髓增生程度	极度活跃,明显活跃,活跃,减低,极度减低	结构化 + 归一
7.8	既往细胞形态学	G/E	数值	结构化
7.9	骨髓形态检查	检查日期	YYYY-MM-DD	映射
7.10	骨髓形态检查	取材部位	文本	映射

续表

序号	子模块	数据元名称	值域 / 数据类型	数据加工类型
7.11	骨髓形态检查	骨髓增生程度	极度活跃,明显活跃,活跃,减低,极度减低	结构化 + 归一
7.12	骨髓形态检查	特征描述	文本	映射
7.13	骨髓形态检查	结论	文本	映射
7.14	骨髓形态检查	G/E	数值	结构化
7.15	骨髓形态检查结果	报告时间	YYYY-MM-DD	映射
7.16	骨髓形态检查结果	细胞名称	文本	映射
7.17	骨髓形态检查结果	检查结果	文本	映射
7.18	骨髓形态检查结果	骨髓小粒	是,否	结构化
7.19	骨髓形态检查结果	骨髓油滴	是,否	结构化
7.20	骨髓形态检查结果	原始红细胞(髓)	数值	映射
7.21	骨髓形态检查结果	早幼红细胞(髓)	数值	映射
7.22	骨髓形态检查结果	中幼红细胞(髓)	数值	映射
7.23	骨髓形态检查结果	晚幼红细胞(髓)	数值	映射
7.24	骨髓形态检查结果	原始细胞(髓)	数值	映射
7.25	骨髓形态检查结果	原始粒细胞(髓)	数值	映射
7.26	骨髓形态检查结果	早幼粒细胞(髓)	数值	映射
7.27	骨髓形态检查结果	中幼粒细胞(髓)	数值	映射
7.28	骨髓形态检查结果	晚幼粒细胞(髓)	数值	映射
7.29	骨髓形态检查结果	杆状核粒细胞(髓)	数值	映射
7.30	骨髓形态检查结果	分叶核粒细胞(髓)	数值	映射

续表

序号	子模块	数据元名称	值域 / 数据类型	数据加工类型
7.31	骨髓形态检查结果	淋巴细胞（髓）	数值	映射
7.32	骨髓形态检查结果	浆细胞（髓）	数值	映射
7.33	骨髓形态检查结果	成熟浆细胞（髓）	数值	映射
7.34	骨髓形态检查结果	幼稚浆细胞（髓）	数值	映射
7.35	骨髓形态检查结果	原始浆细胞（髓）	数值	映射
7.36	骨髓形态检查结果	巨核细胞数（髓）	数值	映射
7.37	骨髓形态检查结果	骨髓小粒造血细胞面积	数值	映射
7.38	外周血细胞形态检查	检查日期	YYYY-MM-DD	映射
7.39	外周血细胞形态检查	特征描述	文本	映射
7.40	外周血细胞形态检查	检查日期	YYYY-MM-DD	映射
7.41	外周血细胞形态检查	细胞名称	粒细胞系统，红细胞系统，淋巴细胞系统，单核细胞系统，浆细胞系统，巨核细胞系统，其他细胞	映射
7.42	外周血细胞形态检查	检查结果	数值	映射
7.43	外周血细胞形态检查	浆细胞比例（%）	数值	结构化
7.44	外周血细胞形态检查	原始浆细胞比例（%）	数值	结构化
7.45	外周血细胞形态检查	幼稚浆细胞比例（%）	数值	结构化
7.46	外周血细胞形态检查	成熟浆细胞比例（%）	数值	结构化

8. 免疫学检查

模块名称	参考标准
8. 免疫学检查	中国多发性骨髓瘤诊治指南(2020 年版)[11] NCCN Clinical Practice Guidelines in Oncology: Multiple Myeloma (Version 4.2020)[12]

序号	子模块	数据元名称	值域 / 数据类型	数据加工类型
8.1	既往流式检查	检查日期	YYYY-MM-DD	结构化
8.2	既往流式检查	抗原表型	cKappa, cLambda, Kappa, Lambda, bcl-2, CD1a, CD1c, CD2, CD3, c/sCD3, CD4, CD7, CD8, CD9, CD10, CD11b, CD11c, CD13, CD14, CD15, CD16, CD18, CD19, CD20, CD22, CD23, CD24, CD25, CD26, CD27, CD28, CD29, CD30, CD33, CD34, CD36, CD38, CD41a, CD42a, CD42b, CD44, CD45, CD45RA, CD45RO, CD52, CD54, CD55, CD56, CD57, CD59, CD61, CD62L, CD64, CD68, CD69, CD71, CD73, cCD79a, CD79b, CD80, CD81, CD83, CD86, CD90, CD94, CD96, CD97, CD99, CD103, CD105, CD107, CD110, CD117, CD123, CD127, CD138, CD158a/h, CD158b, CD158e, CD158ek, CD159a, CD159c, CD161, CD180, CD184, CD200, CD229, CD235a, CD273, CD274, CD279, CD300e, CD303, CD304, CD326 等	结构化 + 归一
8.3	既往流式检查	标本类型	外周血，骨髓，脑脊液，淋巴结，髓外肿块，其他	结构化 + 归一
8.4	既往流式检查	定性结果	强表达，表达，部分表达，弱表达，不表达	结构化 + 归一

续表

序号	子模块	数据元名称	值域 / 数据类型	数据加工类型
8.5	既往流式检查	定量结果	数值	结构化
8.6	免疫细胞亚群	检查日期	YYYY-MM-DD	映射
8.7	免疫细胞亚群	标本类型	外周血，骨髓，脑脊液，淋巴结，髓外肿块，其他	映射
8.8	免疫细胞亚群	检验套餐名称	文本	映射
8.9	免疫细胞亚群	项目名称	异常细胞群占有核细胞的比例， $CD3^{+}CD4^{+}$T 细胞占淋巴细胞的比例， $CD3^{+}CD8^{+}$ 细胞占淋巴细胞的比例， $CD3^{+}$T 细胞占淋巴细胞的比例， $CD3^{+}CD4^{+}/CD3^{+}CD8^{+}$ 比值， $CD3^{-}/CD16^{+}56^{+}$NK 细胞占淋巴细胞的比例， $CD19^{+}$B 细胞占淋巴细胞的比例， $CD14^{+}$ 单核细胞占有核细胞的比例， $CD3^{+}CD16/CD56^{+}$NK 样 T 淋巴细胞占淋巴细胞的比例， $CD3^{-}CD56^{+}$NK 细胞占淋巴细胞的比例， $CD3^{+}CD57^{+}$T-LGL 细胞占淋巴细胞的比例， $CD19^{+}CD20^{+}$ 细胞占淋巴细胞的比例，等	映射
8.10	免疫细胞亚群	定性结果	文本	映射
8.11	免疫细胞亚群	定量结果	数值	映射
8.12	免疫细胞亚群	定量结果单位	文本	映射
8.13	免疫细胞分型	检查日期	YYYY-MM-DD	映射
8.14	免疫细胞分型	标本类型	外周血，骨髓，脑脊液，淋巴结，髓外肿块，其他	映射
8.15	免疫细胞分型	检验套餐名称	文本	映射
8.16	免疫细胞分型	检测结果	文本	映射

续表

序号	子模块	数据元名称	值域 / 数据类型	数据加工类型
8.17	免疫细胞分型	检测结论	文本	映射
8.18	免疫细胞分型	细胞比例(%)	数值	结构化
8.19	免疫细胞分型	检查日期	YYYY-MM-DD	映射
8.20	免疫细胞分型	抗原表型	cKappa,cLambda,Kappa,Lambda,bcl-2,CD1a,CD1c,CD2,CD3,c/sCD3,CD4,CD7,CD8,CD9,CD10,CD11b,CD11c,CD13,CD14,CD15,CD16,CD18,CD19,CD20,CD22,CD23,CD24,CD25,CD26,CD27,CD28,CD29,CD30,CD33,CD34,CD36,CD38,CD41a,CD42a,CD42b,CD44,CD45,CD45RA,CD45RO,CD52,CD54,CD55,CD56,CD57,CD59,CD61,CD62L,CD64,CD68,CD69,CD71,CD73,cCD79a,CD79b,CD80,CD81,CD83,CD86,CD90,CD94,CD96,CD97,CD99,CD103,CD105,CD107,CD110,CD117,CD123,CD127,CD138,CD158a/h,CD158b,CD158e,CD158ek,CD159a,CD159c,CD161,CD180,CD184,CD200,CD229,CD235a,CD273,CD274,CD279,CD300e,CD303,CD304,CD326 等	映射
8.21	免疫细胞分型	检测结果定性	强表达,表达,部分表达,弱表达,不表达	结构化 + 归一
8.22	免疫细胞分型	检测结果定量	数值	映射

9. 细胞遗传学和分子生物学检查

模块名称	参考标准
9. 细胞遗传学和分子生物学检查	中国多发性骨髓瘤诊治指南(2020 年版)[11] NCCN Clinical Practice Guidelines in Oncology: Multiple Myeloma(Version 4.2020)[12]

序号	子模块	数据元名称	值域 / 数据类型	数据加工类型
9.1	既往染色体核型	检查日期	YYYY-MM-DD	结构化
9.2	既往染色体核型	标本类型	外周血,骨髓,脑脊液,淋巴结,髓外肿块,其他	结构化 + 归一
9.3	既往染色体核型	染色体核型是否正常	是,否	结构化
9.4	既往染色体核型	染色体核型结果	文本	结构化 + 归一
9.5	既往基因检测	检查日期	YYYY-MM-DD	结构化
9.6	既往基因检测	基因名称	TP53,CDKN2C,RB-1,IGH,KRAS,NRAS,DIS53,FAM46C,BRAEF,TRAF3,ROBO1,CYLD,EGR1,SP140,FAT3,CCND1 等	结构化 + 归一
9.7	既往基因检测	标本类型	外周血,骨髓,脑脊液,淋巴结,髓外肿块,其他	结构化 + 归一
9.8	既往基因检测	是否基因突变	是,否	结构化

续表

序号	子模块	数据元名称	值域 / 数据类型	数据加工类型
9.9	既往基因检测	突变类型	缺失,重排,突变,易位等	结构化 + 归一
9.10	既往基因检测	检测方式	FISH,PCR 法,测序法等	结构化 + 归一
9.11	既往基因检测	是否阳性	是,否	结构化
9.12	染色体核型分析	检查日期	YYYY-MM-DD	映射
9.13	染色体核型分析	标本类型	外周血,骨髓,脑脊液,淋巴结,髓外肿块,其他	映射
9.14	染色体核型分析	检验套餐名称	文本	映射
9.15	染色体核型分析	核型结果	文本	映射
9.16	染色体核型分析	结论	文本	映射
9.17	染色体核型分析	是否染色体核型异常	是,否	结构化
9.18	染色体核型分析	异常核型	文本	结构化 + 归一
9.19	染色体 FISH 分析	检查日期	YYYY-MM-DD	映射
9.20	染色体 FISH 分析	标本类型	外周血,骨髓,脑脊液,淋巴结,髓外肿块,其他	映射
9.21	染色体 FISH 分析	检验套餐名称	文本	映射
9.22	染色体 FISH 分析	检测结果	文本	映射
9.23	染色体 FISH 分析	结论	文本	映射
9.24	染色体 FISH 分析	是否基因异常	是,否	结构化
9.25	染色体 FISH 分析	阳性基因	基因名称归一值	结构化 + 归一
9.26	染色体 FISH 分析	阳性百分率(%)	数值	结构化
9.27	染色体 FISH 分析	P53 是否异常	是,否	结构化
9.28	染色体 FISH 分析	P53 阳性百分率(%)	数值	结构化

续表

序号	子模块	数据元名称	值域 / 数据类型	数据加工类型
9.29	染色体 FISH 分析	CEP17 是否异常	是，否	结构化
9.30	染色体 FISH 分析	CEP17 阳性百分率(%)	数值	结构化
9.31	染色体 FISH 分析	CKS1B 是否异常	是，否	结构化
9.32	染色体 FISH 分析	CKS1B 阳性百分率(%)	数值	结构化
9.33	染色体 FISH 分析	CDKN2C 是否异常	是，否	结构化
9.34	染色体 FISH 分析	CDKN2C 阳性百分率(%)	数值	结构化
9.35	染色体 FISH 分析	单色 RB-1 是否异常	是，否	结构化
9.36	染色体 FISH 分析	单色 RB-1 阳性百分率(%)	数值	结构化
9.37	染色体 FISH 分析	双色 IGH 是否异常	是，否	结构化
9.38	染色体 FISH 分析	双色 IGH 阳性百分率(%)	数值	结构化
9.39	染色体 FISH 分析	IgH/FGFR3 是否异常	是，否	结构化
9.40	染色体 FISH 分析	IgH/FGFR3 阳性百分率(%)	数值	结构化
9.41	染色体 FISH 分析	IgH/MAF 是否异常	是，否	结构化
9.42	染色体 FISH 分析	IgH/MAF 阳性百分率(%)	数值	结构化
9.43	染色体 FISH 分析	IgH/MAFB 是否异常	是，否	结构化
9.44	染色体 FISH 分析	IgH/MAFB 阳性百分率(%)	数值	结构化
9.45	染色体 FISH 分析	IgH/CCND1 是否异常	是，否	结构化
9.46	染色体 FISH 分析	IgH/CCND1 阳性百分率(%)	数值	结构化
9.47	基因检测(测序法)	检查日期	YYYY-MM-DD	映射
9.48	基因检测(测序法)	标本类型	外周血，骨髓，脑脊液，淋巴结，髓外肿块，其他	映射

续表

序号	子模块	数据元名称	值域 / 数据类型	数据加工类型
9.49	基因检测(测序法)	变异标示	文本	映射
9.50	基因检测(测序法)	突变频率(%)	数值	映射
9.51	基因检测(测序法)	突变基因	文本	映射
9.52	基因检测(测序法)	转录本 ID	文本	映射
9.53	基因检测(测序法)	突变位置	文本	映射
9.54	基因检测(测序法)	核苷酸改变	文本	映射
9.55	基因检测(测序法)	氨基酸改变	文本	映射
9.56	基因检测(测序法)	DBSNP	文本	映射
9.57	基因检测(测序法)	检查日期	YYYY-MM-DD	映射
9.58	基因检测(测序法)	标本类型	外周血,骨髓,脑脊液,淋巴结,髓外肿块,其他	映射
9.59	基因检测(测序法)	结果分析	文本	映射

10. 实验室检查

模块名称	参考标准
10. 实验室检查	国家卫生行业标准 WS445.10-2014 电子病历检验检查记录[15] 观测指标标识符逻辑命名与编码系统 LOINC[16] 中国多发性骨髓瘤诊治指南(2020 年版)[11] NCCN Clinical Practice Guidelines in Oncology: Multiple Myeloma (Version 4.2020)[12]

序号	数据元名称	值域 / 数据类型	数据加工类型
10.1	检验日期	YYYY-MM-DD	映射
10.2	检验项目名称	文本	映射
10.3	检验定性结果	文本	映射
10.4	检验定量结果	数值	映射
10.5	检验定量结果单位	文本	映射
10.6	检验结论	文本	映射

分类或套餐名	检验项目
血常规	白细胞计数(WBC)
血常规	淋巴细胞计数(Lymph#)
血常规	淋巴细胞百分比(Lymph%)
血常规	单核细胞计数(Mono#)
血常规	单核细胞百分比(Mono%)
血常规	中性粒细胞计数(Neut#)
血常规	中性粒细胞百分比(Neut%)
血常规	嗜碱性粒细胞计数(Baso#)
血常规	嗜碱性粒细胞百分比(Baso%)
血常规	嗜酸性粒细胞计数(Eos#)
血常规	嗜酸性粒细胞百分比(Eos%)
血常规	红细胞计数(RBC)
血常规	血红蛋白(Hb)
血常规	红细胞比容(Hct)
血常规	平均红细胞体积(MCV)
血常规	平均红细胞血红蛋白量(MCH)
血常规	平均红细胞血红蛋白浓度(MCHC)
血常规	血小板计数(PLT)
血常规	红细胞体积分布宽度(RDW-CV)
血常规	红细胞体积分布宽度(RDW-SD)
血常规	平均血小板体积(MPV)
血常规	血小板比容

续表

分类或套餐名	检验项目
血常规	血小板分布宽度（PDW）
血常规	大血小板比率（P-LCR）
血生化	丙氨酸氨基转移酶（ALT）
血生化	天门冬氨酸氨基转移酶（AST）
血生化	谷草转氨酶谷丙转氨酶比（AST/ALT）
血生化	γ- 谷氨酰基转移酶（GGT）
血生化	总胆红素（TBIL）
血生化	直接胆红素（DBIL）
血生化	间接胆红素（IBIL）
血生化	总蛋白（TP）
血生化	白蛋白（ALB）
血生化	球蛋白（GLO）
血生化	白蛋白 / 球蛋白比值（A/G）
血生化	总胆汁酸（TBA）
血生化	前白蛋白（PA）
血生化	肌酐（Crea）
血生化	肌酐清除率（CCr）
血生化	尿素（Urea）
血生化	尿酸（UA）
血生化	胆固醇（TC）
血生化	甘油三酯（TG）
血生化	高密度脂蛋白胆固醇（HDL-C）

续表

分类或套餐名	检验项目
血生化	低密度脂蛋白胆固醇(LDL-C)
血生化	脂蛋白 a(LPa)
血生化	载脂蛋白 AⅠ(apoAⅠ)
血生化	载脂蛋白 B(apoB)
血生化	B 型钠尿肽(BNP)
血生化	N 端 -B 型钠尿肽前体(NT-ProBNP)
血生化	肌红蛋白(Mb)测定
血生化	肌钙蛋白Ⅰ(cTnI)测定
血生化	同型半胱氨酸(HCY)
血生化	肌酸激酶同工酶(CK-MB)
血生化	钾(K)
血生化	钠(Na)
血生化	氯(Cl)
血生化	钙(Ca)
血生化	磷(P)
血生化	镁(Mg)
血生化	乳酸脱氢酶(LDH)
血生化	碱性磷酸酶(ALP)
血生化	葡萄糖(Glu)
网织红细胞	网织红细胞百分比(RET%)
网织红细胞	网织红细胞绝对值(RET#)
网织红细胞	网织红细胞血红蛋白含量(CHr)

续表

分类或套餐名	检验项目
网织红细胞	未成熟网织红细胞比率(IRF)
网织红细胞	低荧光强度网织红细胞百分比(LFR%)
网织红细胞	中荧光强度网织红细胞百分比(MFR%)
网织红细胞	高荧光强度网织红细胞百分比(HFR%)
肿瘤标志物	癌胚抗原(CEA)
肿瘤标志物	甲胎蛋白(AFP)
肿瘤标志物	糖类抗原 CA125
肿瘤标志物	糖类抗原 CA19-9
肿瘤标志物	糖类抗原 CA15-3
肿瘤标志物	总前列腺特异性抗原(TPSA)
肿瘤标志物	游离与总前列腺特异性抗原比值(F/T)
肿瘤标记物	糖类抗原 CA50
病毒相关检查	单纯疱疹病毒抗体 -Ⅰ型 IgG 测定(HSV-Ⅰ-IgG)
病毒相关检查	单纯疱疹病毒Ⅱ型抗体 IgG(HSV-Ⅱ-IgG)
病毒相关检查	单纯疱疹病毒抗体 -Ⅰ型 IgM 测定(HSV-Ⅰ-IgM)
病毒相关检查	单纯疱疹病毒Ⅱ型抗体 IgM(HSV-Ⅱ-IgM)
病毒相关检查	巨细胞病毒 IgG 抗体测定(CMV-IgG)
病毒相关检查	巨细胞病毒 IgM 抗体测定(CMV-IgM)
病毒相关检查	乙型肝炎表面抗原(HBsAg)
病毒相关检查	乙型肝炎表面抗体(HBsAb)
病毒相关检查	乙型肝炎 e 抗原(HBeAg)
病毒相关检查	乙型肝炎 e 抗体(HBeAb)

续表

分类或套餐名	检验项目
病毒相关检查	丙型肝炎抗体(抗 HCV)
病毒相关检查	甲型肝炎抗体(抗 HAV)
病毒相关检查	乙型肝炎病毒前 S1 抗原
病毒相关检查	戊型肝炎 IgM 抗体
病毒相关检查	庚肝病毒抗体
病毒相关检查	免疫缺陷抗体
病毒相关检查	EB 病毒抗体
病毒相关检查	TTV 抗体 IgG
病毒相关检查	ATL 病毒抗体
病毒相关检查	单纯疱疹Ⅰ IgG
病毒相关检查	单纯疱疹Ⅱ IgG
病毒相关检查	巨细胞 IgG 抗体
病毒相关检查	ATL 病毒抗体
尿常规	细胞管型
尿常规	颜色
尿常规	电导率
尿常规	比重(SG)
尿常规	酸碱度(pH)
尿常规	透明度
尿常规	红细胞(RBC)
尿常规	白细胞(WBC)
尿常规	尿蛋白(PRO)

续表

分类或套餐名	检验项目
尿常规	亚硝酸盐（NIT）
尿常规	尿胆原（URO）
尿常规	胆红素（BIL）
尿常规	酮体（KET）
尿常规	上皮细胞
尿常规	透明管型
尿常规	颗粒管型
尿常规	酵母菌
尿常规	结晶
尿常规	管型
尿常规	细菌
尿常规	外观
尿常规	渗透压（Osm）
尿常规	白细胞计数（WBC#）
尿常规	精子
尿常规	葡萄糖（Glu）
尿常规	白细胞酯酶
尿常规	隐血（OB）
尿常规	红细胞计数（RBC#）
尿常规	类酵母细胞
尿常规	小圆上皮细胞
尿常规	黏液丝

续表

分类或套餐名	检验项目
尿常规	非鳞状上皮细胞
尿常规	鳞状上皮细胞
尿常规	病理管型
尿常规	小红细胞
尿常规	皱缩红细胞
尿常规	影红细胞
尿常规	面包形红细胞
尿常规	白细胞管型
尿常规	脂肪管型
尿常规	结晶计数
尿常规	完整红细胞百分比
尿常规	完整红细胞计数
尿常规	红细胞形态
尿常规	盐类结晶
尿常规	蜡样管型
尿常规	红细胞管型
尿常规	上皮细胞管型
尿常规	草酸钙结晶计数
尿常规	尿酸结晶
尿常规	磷酸铵镁结晶
尿常规	肾小管上皮细胞
尿常规	未分类结晶

续表

分类或套餐名	检验项目
便常规	绦虫卵
便常规	外观
便常规	颜色
便常规	隐血（OB）
便常规	白细胞（WBC）
便常规	红细胞（RBC）
便常规	巨噬细胞
便常规	钩虫卵
便常规	蛔虫卵
便常规	鞭虫卵
便常规	阿米巴
便常规	脂肪滴
便常规	淀粉颗粒
便常规	虫卵
便常规	动力试验
便常规	类酵母菌
便常规	酵母样真菌
便常规	吞噬细胞
便常规	霉菌
便常规	酵母菌
便常规	寄生虫
便常规	上皮细胞

续表

分类或套餐名	检验项目
血沉	红细胞沉降率(mm/h)
C 反应蛋白	C 反应蛋白(CRP)
C 反应蛋白	超敏 C 反应蛋白(hs-CRP)
铁代谢检查	铁蛋白(Ferr)
铁代谢检查	转铁蛋白(TRF)
铁代谢检查	可溶性转铁蛋白受体(sTfR)
铁代谢检查	转铁蛋白饱和度
铁代谢检查	铁
铁代谢检查	未饱和铁结合力
铁代谢检查	总铁结合力
铁代谢检查	铁饱和度
感染标志物检查	降钙素原(PCT)
感染标志物检查	半乳糖甘露聚糖(GM 试验)
感染标志物检查	内毒素
感染标志物检查	1-3-β-D 葡聚糖(G 试验)
感染标志物检查	抗链球菌溶血素 O(ASO)
感染标志物检查	抗链球菌溶血素 O(ASO)
贫血筛查	促红细胞生成素(EPO)
贫血筛查	叶酸(FA)
贫血筛查	维生素 B_{12}($VitB_{12}$)
贫血筛查	α 地中海贫血基因
血型检查	ABO 血型

续表

分类或套餐名	检验项目
血型检查	Rh 血型
细胞因子检查	白细胞介素 -1β（IL-1β）
细胞因子检查	白细胞介素 -2（IL-2）
细胞因子检查	白细胞介素 -4（IL-4）
细胞因子检查	白细胞介素 -5（IL-5）
细胞因子检查	白细胞介素 -6（IL-6）
细胞因子检查	白细胞介素 -8（IL-8）
细胞因子检查	白细胞介素 -10（IL-10）
细胞因子检查	白细胞介素 -12P70（IL-12P70）
细胞因子检查	白细胞介素 -17（IL-17）
细胞因子检查	γ- 干扰素（IFN-γ）
细胞因子检查	α- 干扰素（IFN-α）
细胞因子检查	肿瘤坏死因子 α（TNF-α）
脑脊液常规	颜色
脑脊液常规	透明度
脑脊液常规	凝块
脑脊液常规	蛋白质定性
脑脊液常规	糖定性
脑脊液常规	细胞计数
脑脊液常规	细菌
自身抗体检查	ENA 抗体谱
自身抗体检查	ENA 抗体

续表

分类或套餐名	检验项目
自身抗体检查	抗核抗体滴度
自身抗体检查	类风湿因子
自身抗体检查	抗链球菌溶血素
甲功检查	甲状腺素
甲功检查	三碘甲腺原氨酸
甲功检查	游离 T3
甲功检查	游离 T4
甲功检查	促甲状腺激素
24 小时尿生化	尿 β2 微球蛋白
24 小时尿生化	尿微量蛋白
24 小时尿生化	24h 尿量
轻链检查	血 κ 轻链
轻链检查	血 λ 轻链
轻链检查	尿 IFE 重链
轻链检查	尿 IFE 轻链
轻链检查	尿 κ 轻链
轻链检查	尿 λ 轻链
轻链检查	血游离 κ 轻链
轻链检查	血游离 λ 轻链
轻链检查	尿游离 κ 轻链
轻链检查	尿游离 λ 轻链
轻链检查	血清游离轻链差值

续表

分类或套餐名	检验项目
轻链检查	血清游离轻链比值
血清蛋白电泳	白蛋白
血清蛋白电泳	α1 球蛋白
血清蛋白电泳	α2 球蛋白
血清蛋白电泳	β 球蛋白
血清蛋白电泳	γ 球蛋白
血清蛋白电泳	M 蛋白
血清蛋白电泳	血 M 蛋白量
血免疫固定电泳	IgG
血免疫固定电泳	IgM
血免疫固定电泳	IgA
血免疫固定电泳	IgD
血免疫固定电泳	IgE
血免疫固定电泳	κ 轻链
血免疫固定电泳	λ 轻链
血清免疫球蛋白定量	IgG
血清免疫球蛋白定量	IgM
血清免疫球蛋白定量	IgA
血清免疫球蛋白定量	IgD
血清免疫球蛋白定量	IgE
尿蛋白电泳	白蛋白
尿蛋白电泳	α1 球蛋白

续表

分类或套餐名	检验项目
尿蛋白电泳	α2 球蛋白
尿蛋白电泳	β 球蛋白
尿蛋白电泳	γ 球蛋白
尿蛋白电泳	M 蛋白
尿蛋白电泳	尿 M 蛋白量
尿免疫固定电泳	IgG
尿免疫固定电泳	IgM
尿免疫固定电泳	IgA
尿免疫固定电泳	IgD
尿免疫固定电泳	IgE
尿免疫固定电泳	κ 轻链
尿免疫固定电泳	λ 轻链
其他检验	文本

11. 物理检查

模块名称	参考标准
11. 物理检查	国家卫生行业标准 WS445.10-2014 电子病历检验检查记录[15] 中国多发性骨髓瘤诊治指南(2020 年版)[11] NCCN Clinical Practice Guidelines in Oncology: Multiple Myeloma (Version 4.2020)[12]

序号	子模块	数据元名称	值域 / 数据类型	数据加工类型
11.1	X 线检查	检查日期	YYYY-MM-DD	映射
11.2	X 线检查	检查名称	文本	映射
11.3	X 线检查	检查部位	文本	映射
11.4	X 线检查	检查所见	文本	映射
11.5	X 线检查	检查结论	文本	映射
11.6	X 线检查	骨病分级	无骨质疏松或溶骨性损害，严重的弥漫性的骨质疏松，一个解剖学部位的一个或多个溶骨性损害，多个解剖学部位的多个溶骨性损害，严重溶骨性损害并发病理性骨折	结构化 + 归一
11.7	X 线检查	骨骼相关事件(SRE)	是，否	结构化 + 归一
11.8	X 线检查	SRE 类型	文本	结构化 + 归一

续表

序号	子模块	数据元名称	值域 / 数据类型	数据加工类型
11.9	X 线检查	SRE 时间	YYYY-MM-DD	结构化 + 归一
11.10	超声检查	检查日期	YYYY-MM-DD	映射
11.11	超声检查	检查名称	文本	映射
11.12	超声检查	检查部位	文本	映射
11.13	超声检查	检查所见	文本	映射
11.14	超声检查	检查结论	文本	映射
11.15	超声检查	是否有淋巴结肿大	是,否	结构化 + 归一
11.16	超声检查	淋巴结肿大部位	文本	结构化 + 归一
11.17	消化系统超声检查	检查日期	YYYY-MM-DD	映射
11.18	消化系统超声检查	检查名称	文本	映射
11.19	消化系统超声检查	检查部位	文本	映射
11.20	消化系统超声检查	检查所见	文本	映射
11.21	消化系统超声检查	检查结论	文本	映射
11.22	消化系统超声检查	是否肝肿大	是,否	结构化 + 归一
11.23	消化系统超声检查	是否脾肿大	是,否	结构化 + 归一
11.24	消化系统超声检查	肝上界	数值	结构化 + 归一
11.25	消化系统超声检查	肝肋下距离	数值	结构化 + 归一
11.26	消化系统超声检查	肝右叶最大斜径	数值	结构化 + 归一
11.27	消化系统超声检查	脾脏长度	数值	结构化 + 归一
11.28	消化系统超声检查	脾脏厚径	数值	结构化 + 归一
11.29	消化系统超声检查	脾脏面积指数	数值	结构化 + 归一
11.30	阴囊超声检查	检查日期	YYYY-MM-DD	映射
11.31	阴囊超声检查	检查部位	文本	映射
11.32	阴囊超声检查	检查所见	文本	映射

续表

序号	子模块	数据元名称	值域 / 数据类型	数据加工类型
11.33	阴囊超声检查	检查结论	文本	映射
11.34	阴囊超声检查	是否有睾丸浸润	是，否	结构化 + 归一
11.35	CT 检查	检查日期	YYYY-MM-DD	映射
11.36	CT 检查	检查部位	文本	映射
11.37	CT 检查	检查所见	文本	映射
11.38	CT 检查	检查结论	文本	映射
11.39	CT 检查	是否存在骨病	是，否	结构化 + 归一
11.40	CT 检查	骨病累及范围	文本	结构化 + 归一
11.41	CT 检查	是否有髓外病变 / 浆细胞瘤	是，否	结构化 + 归一
11.42	CT 检查	髓外病变 / 浆细胞瘤累及部位	文本	结构化 + 归一
11.43	CT 检查	髓外病变 / 浆细胞瘤长径（cm）	数值	结构化
11.44	CT 检查	髓外病变 / 浆细胞瘤短径（cm）	数值	结构化
11.45	CT 检查	骨病分级	无骨质疏松或溶骨性损害，严重的弥漫性的骨质疏松，一个解剖学部位的一个或多个溶骨性损害，多个解剖学部位的多个溶骨性损害，严重溶骨性损害并发病理性骨折	结构化 + 归一
11.46	CT 检查	骨骼相关事件（SRE）	是，否	结构化 + 归一
11.47	CT 检查	SRE 类型	文本	结构化 + 归一
11.48	CT 检查	SRE 时间	YYYY-MM-DD	结构化 + 归一
11.49	MRI 检查	检查日期	YYYY-MM-DD	映射
11.50	MRI 检查	检查部位	文本	映射
11.51	MRI 检查	检查所见	文本	映射
11.52	MRI 检查	检查结论	文本	映射

续表

序号	子模块	数据元名称	值域 / 数据类型	数据加工类型
11.53	MRI 检查	是否存在骨病	是，否	结构化 + 归一
11.54	MRI 检查	骨病累及范围	文本	结构化 + 归一
11.55	MRI 检查	是否有髓外病变 / 浆细胞瘤	是，否	结构化 + 归一
11.56	MRI 检查	髓外病变 / 浆细胞瘤累及部位	文本	结构化 + 归一
11.57	MRI 检查	髓外病变 / 浆细胞瘤长径（cm）	数值	结构化
11.58	MRI 检查	髓外病变 / 浆细胞瘤短径（cm）	数值	结构化
11.59	骨扫描	检查日期	YYYY-MM-DD	映射
11.60	骨扫描	检查部位	文本	映射
11.61	骨扫描	检查所见	文本	映射
11.62	骨扫描	检查结论	文本	映射
11.63	骨扫描	是否有骨骼累及	是，否	结构化 + 归一
11.64	骨扫描	骨骼累及部位	文本	结构化 + 归一
11.65	PET-CT 检查	检查日期	YYYY-MM-DD	映射
11.66	PET-CT 检查	检查部位	文本	映射
11.67	PET-CT 检查	检查所见	文本	映射
11.68	PET-CT 检查	检查结论	文本	映射
11.69	PET-CT 检查	是否存在骨病	是，否	结构化 + 归一
11.70	PET-CT 检查	骨病累及范围	文本	结构化 + 归一
11.71	PET-CT 检查	骨病标准摄取值（SUV）	数值	逻辑计算
11.72	PET-CT 检查	是否有髓外病变 / 浆细胞瘤	是，否	结构化 + 归一
11.73	PET-CT 检查	髓外病变 / 浆细胞瘤累及部位	文本	结构化 + 归一
11.74	PET-CT 检查	髓外病变 / 浆细胞瘤长径（cm）	数值	结构化

续表

序号	子模块	数据元名称	值域 / 数据类型	数据加工类型
11.75	PET-CT 检查	髓外病变 / 浆细胞瘤短径（cm）	数值	结构化
11.76	PET-CT 检查	髓外病变 / 浆细胞瘤标准摄取值（SUV）	数值	逻辑计算
11.77	心电图检查	检查日期	YYYY-MM-DD	映射
11.78	心电图检查	QTC	数值	映射
11.79	心电图检查	检查名称	文本	映射
11.80	心电图检查	检查所见	文本	映射
11.81	心电图检查	检查结论	文本	映射
11.82	核素扫描	检查日期	YYYY-MM-DD	映射
11.83	核素扫描	检查名称	文本	映射
11.84	核素扫描	检查部位	文本	映射
11.85	核素扫描	检查所见	文本	映射
11.86	核素扫描	检查结论	文本	映射
11.87	超声心动图	检查日期	YYYY-MM-DD	映射
11.88	超声心动图	检查名称	文本	映射
11.89	超声心动图	左室射血分数（%）	数值	映射
11.90	超声心动图	室间隔厚度（mm）	数值	映射
11.91	超声心动图	检查所见	文本	映射
11.92	超声心动图	检查结论	文本	映射
11.93	其他检查	检查日期	YYYY-MM-DD	映射
11.94	其他检查	检查名称	文本	映射
11.95	其他检查	检查部位	文本	映射
11.96	其他检查	检查所见	文本	映射
11.97	其他检查	检查结论	文本	映射

12. 病理检查

模块名称	参考标准
12. 病理检查	国家卫生行业标准 WS445.10-2014 电子病历检验检查记录[15] 中国多发性骨髓瘤诊治指南(2020 年版)[11] NCCN Clinical Practice Guidelines in Oncology:Multiple Myeloma(Version 4.2020)[12]

序号	子模块	数据元名称	值域/数据类型	数据加工类型
12.1	骨髓活检病理	检查日期	YYYY-MM-DD	映射
12.2	骨髓活检病理	取材部位	文本	映射
12.3	骨髓活检病理	检查所见	文本	映射
12.4	骨髓活检病理	病理结论	文本	映射
12.5	骨髓活检病理	骨髓增生程度	极度活跃,明显活跃,活跃,减低,极度减低	结构化+归一
12.6	骨髓活检病理	网状纤维染色	MF-0,MF-1,MF-2,MF-3	结构化+归一
12.7	骨髓活检病理	浆细胞比例(%)	数值	结构化
12.8	骨髓活检病理	刚果红染色	阴性,阳性	结构化

续表

序号	子模块	数据元名称	值域 / 数据类型	数据加工类型
12.9	骨髓活检病理	免疫组化（P53）	数值	结构化
12.10	其他病理	检查日期	YYYY-MM-DD	映射
12.11	其他病理	取材部位	文本	映射
12.12	其他病理	检查所见	文本	映射
12.13	其他病理	病理结论	文本	映射

13. 治疗及疗效评估

模块名称	参考标准
13. 治疗及疗效评估	国家卫生行业标准 WS445.10-2014 电子病历住院医嘱[17] ATC 分类[18] 中国多发性骨髓瘤诊治指南(2020 年版)[11] NCCN Clinical Practice Guidelines in Oncology: Multiple Myeloma (Version 4.2020)[12]

序号	子模块	数据元名称	值域 / 数据类型	数据加工类型
13.1	抗骨髓瘤治疗史	开始时间	YYYY-MM-DD	结构化
13.2	抗骨髓瘤治疗史	治疗方案	文本	结构化 + 归一
13.3	抗骨髓瘤治疗史	药物名称	文本	结构化 + 归一
13.4	抗骨髓瘤治疗史	治疗目的	诱导缓解,巩固和强化治疗,维持治疗,挽救治疗	结构化 + 归一
13.5	抗骨髓瘤治疗史	不良反应	文本	结构化 + 归一
13.6	抗骨髓瘤治疗史	疗效评估	sCR,CR,VGPR,PR,MR,SD,PD	结构化 + 归一
13.7	抗骨髓瘤治疗医嘱	开始用药时间	YYYY-MM-DD	映射
13.8	抗骨髓瘤治疗医嘱	结束用药时间	YYYY-MM-DD	映射

续表

序号	子模块	数据元名称	值域/数据类型	数据加工类型
13.9	抗骨髓瘤治疗医嘱	商品名	文本	映射
13.10	抗骨髓瘤治疗医嘱	通用名	文本	映射
13.11	抗骨髓瘤治疗医嘱	给药途径	口服，肌内注射，静脉注射，静脉滴注，皮下注射，鞘内注射等	映射
13.12	抗骨髓瘤治疗医嘱	给药剂量	数值	映射
13.13	抗骨髓瘤治疗医嘱	剂量单位	文本	映射
13.14	抗骨髓瘤治疗医嘱	用药频次	qd，bid，tid，qh，qn 等	映射
13.15	抗骨髓瘤治疗医嘱	单位体重剂量（剂量 /kg）	数值	逻辑计算
13.16	抗骨髓瘤治疗医嘱	单位体表面积剂量（剂量 /m^2）	数值	逻辑计算
13.17	抗骨髓瘤治疗医嘱	治疗类型	靶向治疗，化学治疗，免疫治疗	逻辑计算
13.18	抗骨髓瘤治疗医嘱	ATC 分类Ⅱ级（治疗学）	ATC 代码	映射
13.19	抗骨髓瘤治疗医嘱	ATC 分类Ⅲ级（药理学）	ATC 代码	映射
13.20	抗骨髓瘤治疗医嘱	ATC 分类Ⅳ级（化学）	ATC 代码	映射
13.21	抗骨病治疗医嘱	开始用药时间	YYYY-MM-DD	映射
13.22	抗骨病治疗医嘱	结束用药时间	YYYY-MM-DD	映射
13.23	抗骨病治疗医嘱	商品名	文本	映射
13.24	抗骨病治疗医嘱	通用名	文本	映射
13.25	抗骨病治疗医嘱	给药途径	口服，肌内注射，静脉注射，静脉滴注，皮下注射，鞘内注射等	映射
13.26	抗骨病治疗医嘱	给药剂量	数值	映射
13.27	抗骨病治疗医嘱	剂量单位	文本	映射
13.28	抗骨病治疗医嘱	用药频次	qd，bid，tid，qh，qn 等	映射

续表

序号	子模块	数据元名称	值域 / 数据类型	数据加工类型
13.29	抗骨病治疗医嘱	单位体重剂量（剂量 /kg）	数值	逻辑计算
13.30	抗骨病治疗医嘱	单位体表面积剂量（剂量 /m^2）	数值	逻辑计算
13.31	抗骨病治疗医嘱	治疗类型	靶向治疗，化学治疗，免疫治疗	逻辑计算
13.32	抗骨病治疗医嘱	ATC 分类Ⅱ级（治疗学）	ATC 代码	映射
13.33	抗骨病治疗医嘱	ATC 分类Ⅲ级（药理学）	ATC 代码	映射
13.34	抗骨病治疗医嘱	ATC 分类Ⅳ级（化学）	ATC 代码	映射
13.35	药物支持治疗医嘱	开始用药时间	YYYY-MM-DD	映射
13.36	药物支持治疗医嘱	结束用药时间	YYYY-MM-DD	映射
13.37	药物支持治疗医嘱	商品名	文本	映射
13.38	药物支持治疗医嘱	通用名	文本	映射
13.39	药物支持治疗医嘱	给药途径	口服，肌内注射，静脉注射，静脉滴注，皮下注射，鞘内注射等	映射
13.40	药物支持治疗医嘱	给药剂量	数值	映射
13.41	药物支持治疗医嘱	剂量单位	文本	映射
13.42	药物支持治疗医嘱	用药频次	qd，bid，tid，qh，qn 等	映射
13.43	药物支持治疗医嘱	治疗类型	纠正贫血治疗，刺激造血治疗，防治感染治疗，防治高尿酸血症肾病治疗，维持营养治疗，其他治疗	逻辑计算
13.44	造血干细胞移植	移植日期	YYYY-MM-DD	结构化
13.45	造血干细胞移植	移植方式	自体，异体	结构化 + 归一
13.46	造血干细胞移植	移植物	骨髓，外周血，脐血，其他	结构化 + 归一
13.47	造血干细胞移植	供者性别	男，女	结构化 + 归一
13.48	造血干细胞移植	供者 ABO 血型	A，B，AB，O	结构化 + 归一

续表

序号	子模块	数据元名称	值域 / 数据类型	数据加工类型
13.49	造血干细胞移植	Rh 型	Rh^-,Rh^+	结构化 + 归一
13.50	造血干细胞移植	供者年龄（岁）	数值	结构化 + 归一
13.51	造血干细胞移植	受供关系	父母，兄弟姐妹，其他，无	结构化 + 归一
13.52	造血干细胞移植	HLA 配型	同基因，全相合，单倍体，非血缘，自体移植	结构化 + 归一
13.53	造血干细胞移植	HLA 基因配型	X/X	结构化 + 归一
13.54	造血干细胞移植	预处理日期	YYYY-MM-DD	结构化
13.55	造血干细胞移植	预处理方案	大剂量美法仑，CBV，mBuCy+ATG，mCy/TBI+ATG，mBuCy，mCy/TBI，Cy/TBI，Bu/Cy，全身放疗疗法等	结构化 + 归一
13.56	造血干细胞移植	预处理药物	文本	结构化 + 归一
13.57	造血干细胞移植	GVHD 预防	是，否	结构化
13.58	造血干细胞移植	GVHD 预防方案	文本	结构化 + 归一
13.59	造血干细胞移植	GVHD 预防药物	CSA，MTX，FK506，MMF，其他	结构化 + 归一
13.60	造血干细胞移植	是否发生 GVHD	是，否	结构化 + 归一
13.61	造血干细胞移植	发生 GVHD 时间	YYYY-MM-DD	结构化 + 归一
13.62	造血干细胞移植	GVHD 类型	急性，慢性	结构化 + 归一
13.63	造血干细胞移植	是否移植成功	是，否	结构化
13.64	造血干细胞移植	血小板植活日期	YYYY-MM-DD	结构化 + 归一
13.65	造血干细胞移植	粒细胞植活日期	YYYY-MM-DD	结构化 + 归一
13.66	造血干细胞移植	动员方式	化疗 +G-CSF，G-CSF，化疗 +G-CSF+ 普乐沙福，G-CSF+ 普乐沙福，其他	结构化 + 归一
13.67	造血干细胞移植	采集物有核细胞数	数值	结构化
13.68	造血干细胞移植	采集物 CD34 定量结果	数值	结构化

续表

序号	子模块	数据元名称	值域/数据类型	数据加工类型
13.69	造血干细胞移植	采集物 CD34 比例(%)	数值	结构化
13.70	造血干细胞移植	是否 MRD 阴性	是,否	结构化
13.71	既往微小残留病变	检查日期	YYYY-MM-DD	结构化
13.72	既往微小残留病变	项目名称	文本	结构化 + 归一
13.73	既往微小残留病变	标本类型	骨髓	结构化 + 归一
13.74	既往微小残留病变	检测方式	流式,PCR,测序等	结构化 + 归一
13.75	既往微小残留病变	定性结果	阳性,阴性	结构化 + 归一
13.76	既往微小残留病变	定量结果(%)	数值	结构化
13.77	检验微小残留病变	检查日期	YYYY-MM-DD	映射
13.78	检验微小残留病变	检验套餐名称	文本	映射
13.79	检验微小残留病变	检测方法	流式,PCR,测序,分子生物等	映射
13.80	检验微小残留病变	结论	文本	映射
13.81	检验微小残留病变	是否 MRD 阴性	是,否	结构化
13.82	检验微小残留病变	异常浆细胞比例(%)	数值	结构化
13.83	检验微小残留病变	正常浆细胞比例(%)	数值	结构化
13.84	检验微小残留病变	项目名称	文本	映射
13.85	检验微小残留病变	定性结果	阳性,阴性	映射
13.86	检验微小残留病变	定量结果	数值	映射
13.87	检验微小残留病变	定量结果单位	文本	映射

14. 不良事件

模块名称	参考标准
14. 不良事件	CTCAE 5.0[22]

序号	子模块	数据元名称	值域 / 数据类型	数据加工类型
14.1	不良反应	不良事件名称	文本	逻辑计算
14.2	不良反应	是否经历任何不良事件	是,否	逻辑计算
14.3	不良反应	产生不良事件来源	药物治疗、手术、其他	逻辑计算
14.4	不良反应	不良事件开始时间	YYYY-MM-DD	逻辑计算
14.5	不良反应	不良事件结束时间	YYYY-MM-DD	逻辑计算
14.6	不良反应	不良事件分级	1 级,2 级,3 级,4 级	逻辑计算
14.7	不良反应	治疗变化	剂量不变,剂量减少,中断用药,终止用药	逻辑计算
14.8	不良反应	不良事件结局	恢复,稳定,恶化,死亡,其他	逻辑计算

参考文献

[1] KUMAR S K, RAJKUMAR V, KYLE R A, et al. Multiple myeloma [J]. nat rev dis primers, 2017, 3: 17046.
[2] Surveillance, Epidemiology, and End Results Program [EB/OL].[2021-01-31]. https://seer. cancer. gov/.
[3] LEE JH, JUNG S, PARK WS, et al. Prognostic nomogram of hypoxia-related genes predicting overall survival of colorectal cancer-Analysis of TCGA database. Sci Rep. 2019 Feb 12; 9 (1): 1803.
[4] RENFRO LA, GROTHEY A, KERR D, et al. Adjuvant Colon Cancer Endpoints (ACCENT) Group; Adjuvant Colon Cancer Endpoints ACCENT Group. Survival following early-stage colon cancer: an ACCENT-based comparison of patients versus a matched international general population. Ann Oncol. 2015 May; 26 (5): 950-958.
[5] European Group for Blood and Marrow Transplantation (EBMT)[EB/OL].[2021-01-31]. https//www. ebmt. org/registry/data-collection.
[6] ZHANG L, WANG H, et al. Big data and medical research in China. BMJ. 2018 Feb 5; 360: j5910.
[7] SNOMED CT.[2021-01-31]. https://www. snomed. org/snomed-ct.
[8] Unified Medical Language System (UMLS)[EB/OL].[2021-01-31]. https://www. nlm. nih. gov/research/umls/.
[9] 中华人民共和国卫生部 . 电子病历基本架构与数据标准 (试行): 卫办发〔2009〕130 号 [EB/OL].[2021-01-31]. http://www. nhc. gov. cn/mohwsbwstjxxzx/s8553/200912/45414. shtml.
[10] SWERDLOW SH, CAMPO E, HARRIS NH, et al. WHO classification of tumours of haematopoietic and lymphoid tissues [M]. 4th ed. Lyon: International Agency for Research on Cancer, 2008: 68-71.
[11] 中国多发性骨髓瘤诊治指南 (2020 年修订)[J]. 中华内科杂志 , 2020 (05): 341-346.
[12] KUMAR S K, CALLANDER N S, ADEKOLA K, et al. Multiple Myeloma, Version 3. 2021, NCCN Clinical Practice Guidelines in Oncology.[J]. J Natl Compr Canc Netw, 2020, 18: 1685-1717.
[13] 中华人民共和国国家卫生和计划生育委员会 . 关于《电子病历基本数据集第 1 部分 : 病例概要》等 20 项卫生行业标准的通告 : 国卫通〔2014〕5 号 [EB/OL].[2021-01-31]. http://www. nhc. gov. cn/fzs/s7852d/201406/a14c0b813b844c9dbd113f126fa9cb17. shtml.
[14] 美国东部肿瘤协作组 . 体能状态评分 ECOG 评分法 . 中华普通外科文献 : 电子版 , 2012, 6 (6): 556.
[15] 中华人民共和国国家卫生和计划生育委员会 . WS 445. 4-2014 电子病历基本数据集第 4 部分 : 检查检验记录 . 国卫通〔2014〕5 号 [EB/OL].[2021-01-31]. http://www. nhc. gov. cn/wjw/s9497/201406/e467bd81e1014516861a11e7bae49929. shtml.

[16] 张林，张震江，薛万国，等. 北京市两家大型医院检验项目与 LOINC 术语的映射试验 [J]. 中国卫生信息管理杂志，2010 (2): 7-10.
[17] 中华人民共和国卫生和计划生育委员会. WS445. 14-2014 电子病历基本数据集第 14 部分：住院医嘱：国卫通〔2014〕5 号 [EB/OL].[2021-01-31]. http://www. nhc. gov. cn/wjw/s9497/201406/5b40ad9037f64410ad10974f50d6e2bb. shtml.
[18] WHO Collaborating Centre for Drug Statistics Methodology. Guidelines for ATC classification and DDD.[EB/OL].[2021-01-31]. http://www. whocc. no.
[19] 中华人民共和国卫生部. WS370-2012 卫生信息基本数据集编制规范：卫通〔2012〕5 号 [EB/OL].[2021-01-31]. http://www. nhc. gov. cn/wjw/s9497/201204/ 54451. shtml.
[20] International Classification of Diseases, Tenth Revision (ICD-10)[EB/OL].[2021-01-31]. https://www. cdc. gov/nchs/icd/icd10cm. htm.
[21] BOONE K W. The HL7 Clinical Document Architecture.[J]. Journal of the American Medical Informatics Association, 2011, 8 (6): 17-21.
[22] Common Terminology Criteria for Adverse Events (CTCAE) Version 5 [EB/OL].[2021-01-31]. https://ctep. cancer. gov/protocoldevelopment/electronic_applications/docs/CTCAE_v5_Quick_Reference_8. 5x11. pdf.